JN065842

「一晩寝たので、まさかお酒が残っているとは思わなかった！」
「あのまじめな人が、なんで飲酒運転を?!」
——そんな事態を防ぐために、この冊子をつくりました。

健康のため、「飲み方を変えなければ」という方にも、
この冊子はかならず役に立ちます。

特定非営利活動法人ＡＳＫ

この冊子は、研修用ＤＶＤ「改訂版 知って得する！アルコールの基礎知識」（ＡＳＫ）に対応しています。ぜひ一緒にご活用ください。

もくじ

講座 1

アルコールの「1単位（2ドリンク）」と体質

あなたはどのタイプ？

　日本はお酒のつきあいが多い社会です。でも、アルコールについては案外知られていないのです。

　たとえばお酒を飲むと、真っ赤になる人もいれば、まったく顔色が変わらない人もいますね。これは遺伝による体質です。

　アルコールは体内に入ると、肝臓で分解され「アセトアルデヒド」という物質に変わります。アセトアルデヒドは、頭痛や吐き気を引き起こし、発がん性もあるともいわれています。

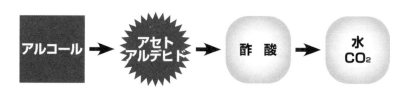

アルコール　→　アセトアルデヒド　→　酢酸　→　水 CO_2

　アセトアルデヒドを分解する酵素の働き具合によって、おおよそ3つのタイプに分けることができます。あなたは、どのタイプですか？

●ぜんぜん飲めない族

　飲酒すると真っ赤になるタイプです。

　アセトアルデヒドの分解能力が非常に弱く、このため、お酒を飲むと顔が真っ赤になって胸がドキドキ、頭はガンガン、吐き気におそわれます。

　自分からお酒を飲みたいとは思わないので、

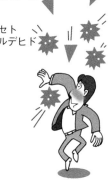

アルコール
アセトアルデヒド

飲酒運転のリスクは高くありません。日本人の約1割がこのタイプです。

●ホントは飲めない族

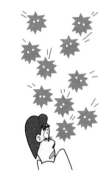

　飲酒するとほんのりピンクになるお酒に弱い人たちで、日本人の3〜4割がこのタイプです。

　日本は飲酒社会なので、中には「つき合いで飲むうち、赤くなりながらもけっこう飲めるようになった」という人もいます。でも、アセトアルデヒドの分解能力はもともと高くないので、このタイプの人が毎日飲酒していると、食道がんやすい臓がんになりやすいというリスクがあります。

●飲みすぎ注意の危ない族

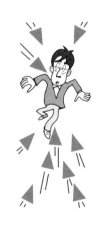

　飲酒しても赤くならない人たちで、日本人の5〜6割がこのタイプです。

　アセトアルデヒドの分解能力が高く、気持ちよく酔えるので、飲酒が習慣化しやすく、つい飲みすぎがち。そのため、生活習慣病やアルコール依存症になる危険があります。

　飲酒運転についても一番リスクが高いのはこのタイプ。「自分は酔っていない」「このぐらいの量なら大丈夫」と思いやすいのです。このタイプのあなたは、「危ない族」と自覚しましょう。

イラスト：トミタ・イチロー

5

酒に強いほうが危険！

　科学警察研究所が、おもしろい実験をしています。酒に強いタイプ・弱いタイプ両方の人にワインを段階的に飲んでもらい、運転シミュレーターを使って、反応時間を調べたのです。その結果わかったことは？

●酒に強い人も、弱い人と同じように飲酒の影響を受ける
●「単純な判断」「複雑な判断」ともに飲酒の影響がみられるが、「複雑な判断」はより影響を受ける
●酒に強い人は酔いを自覚しない傾向があり、より危険である

アルコール体質判定ジェルパッチ

エタノールを含んだジェルが付着したパッチを腕に貼り、体質を判定する、ＡＳＫの予防ツールです。３つの体質別に、リスクとアドバイスをわかりやすく解説した「パンフ」が付いています。

ミニセット（３人分）、２５人セット、５０人セットがあります。価格など詳しくは、ホームページ（www.a-h-c.jp）またはお電話（０３－３２４９－２５５１）で。

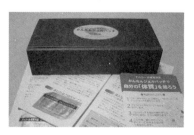

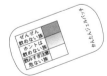

覚えてください、アルコールの１単位（２ドリンク）

さてここで、とても大事なお話をします。それは、「アルコールの１単位（２ドリンク）」。純アルコール20グラムが含まれたお酒のことです。

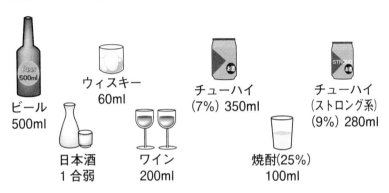

ビール
500ml

ウィスキー
60ml

チューハイ
(7%) 350ml

チューハイ
(ストロング系)
(9%) 280ml

日本酒
1合弱

ワイン
200ml

焼酎(25%)
100ml

アルコール飲料は、それぞれアルコールの度数（％）が違いますので、自分がよく飲むお酒が、どれだけの量で１単位（２ドリンク）になるのか、きちんと把握しておく必要があります。これが、非常に大事なことなのです。

とくに焼酎は度数がいろいろある上に、グラスのサイズもまちまちで、しかもたいてい割って飲みます。そのため、どのくらい飲んでいるか把握しにくいのです。ふだん自分で飲むときに、どれだけの量の焼酎をグラスに注ぐか、一度、計量カップで測ってみましょう。25度(%)の焼酎100mlで１単位(２ドリンク)です。

●あなたはふだん何単位飲んでいますか？ ＿＿＿＿＿＿＿＿＿ 単位

1単位（2ドリンク）のアルコールの処理に4時間

　なぜ、1単位を覚えることが大事か？　下のグラフを見てください。

1単位
(2ドリンク)
4時間	

2単位
(4ドリンク)
8時間	

3単位
(6ドリンク)
12時間	

　これは、体内でのアルコールの処理にかかる時間の目安です。

　肝臓でのアルコールの分解スピードには、体格・体重・体質など個人差や性差があります。眠っている間は遅くなり、体調にも左右されます。ですから、あくまで目安としてですが、「**1単位（2ドリンク）のアルコールの処理に、およそ4時間かかる**」と覚えておいてください（**高齢者、お酒に弱い人、女性**はそれよりも時間がかかるので**5時間**はみましょう）。

　3単位（6ドリンク）飲むと？　半日以上かかります。ビール3本飲んだ翌朝に車で出勤したら、飲酒運転の可能性があるということなのです。

　実際、飲酒運転で検挙される人の中には、3単位（6ドリンク）飲酒が習慣になっている人が、半分以上を占めています。

　あなたは気づかずに飲酒運転していませんか？

　日頃の酒量を書き入れ、処理時間を計算してみましょう。

●飲酒量＿＿＿＿＿単位×4時間（5時間）＝＿＿＿＿＿＿時間

酒気帯びのケーススタディ

　ここで練習問題。何単位（ドリンク）飲み、処理におよそ何時間かかるか、計算して書き入れましょう。

ケース1　Aさん（男性）

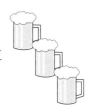

会合でビールの中ジョッキ（500ml）を3杯飲み、車の中で5時間仮眠。帰宅途中にガードレールにぶつかり、酒気帯びが発覚。

＿＿＿＿単位（＿＿＿＿ドリンク）　＿＿＿＿時間

ケース2　Bさん（女性）

休日のランチタイムに友人とカラオケ店に集まりチューハイの中ジョッキ（5% 500ml）を1杯、ワインを2杯飲み、電車で帰宅。スマホを店に忘れたことに気がつき、あわてて車で取りに行ったら一時停止違反で酒気帯びが発覚。

＿＿＿＿単位（＿＿＿＿ドリンク）　＿＿＿＿時間

ケース3　Cさん（男性）※9%だと280mlで1単位

自宅でテレビを見ながら、9％のチューハイ（350ml）を3本飲んで、夜11時に就寝。翌朝、午前9時に職場で乗務前のアルコールチェックに引っかかる。

＿＿＿＿単位（＿＿＿＿ドリンク）　＿＿＿＿時間

「節度ある適度な飲酒」と3単位（6ドリンク）飲酒のリスク

「1単位（2ドリンク）」を守ることは、健康から
みても大事なことです。厚生労働省が主導してい
る21世紀の健康づくり運動「健康日本21」の中に、
「節度ある適度な飲酒」の目安が示されています。
それは、純アルコール20g＝1単位（2ドリンク）
です。

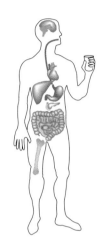

　一方、毎日男性で40g＝2単位（4ドリンク）、
女性で20g＝1単位（2ドリンク）以上の飲酒を
続けると、生活習慣病になるリスクが高まります。
また、毎日60g＝3単位（6ドリンク）の飲酒を
続けると、脳出血、がん、肝硬変など、生命にか
かわる病気のリスクが飛躍的に高まり、脳の老化も進みます。ア
ルコール依存症になるおそれも高まります。二日酔いで、酒気帯
び運転になるおそれもあります。いいことが何もないのです。
「飲酒するなら1単位（2ドリンク）」。これなら翌日に持ち越すこ
ともないし、健康へのリスクもあまりありません。

　ただし、体質的にお酒に弱い人、アルコールの害を受けやすい
女性と高齢者は半分に。飲みすぎによる病気がある人、風邪薬な
どを飲んでいる人、妊娠・授乳期の女性、未成年者は飲んではい
けません。

前ページの「酒気帯びのケーススタディ」答え

ケース1 3単位（6ドリンク）12〜15時間 ←5時間では抜けません

ケース2 2単位（4ドリンク）10時間 ←3時間では抜けません

ケース3 3.8単位（7.6ドリンク）15〜19時間 ← 10時間では抜けません

講座2
「酔いの正体」と運転への影響

酔い＝脳のマヒ

お酒を飲むと、酔います。

そんなこと当たり前だと言われるかも
しれませんね。では質問です。

酔いとは、いったいどこが酔っている
のでしょう？

そう。「酔い」とは脳がマヒしている

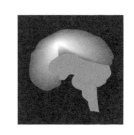

状態を指します。気が大きくなったり、やたらにおしゃべりになっ
たり、笑ったり、逆に泣いたり、体がフラフラしたり、それらは
すべて、脳のマヒによる現象です。

マヒというのは、正常に機能していないということです。だか
ら理性や自制心がなくなる、そのため「つい飲酒運転してしまっ
た」という事態が起きるのです。

アルコールはどのように脳に到達するのでしょうか？

口から飲んだアルコールは、食道を通って胃と小腸の壁から血
管に吸収され、肝臓に行きます。そこで分解されるわけですが、
スピードはごくゆっくり。分解しきれないアルコールは血液に入っ
て心臓に到達し、そこから血流にのって全身を巡ります。アルコー
ルは水にも脂にも溶ける性質を持っているため、全身の細胞のど
こにでも入り込めます。そのため脳の関門も通り抜け、神経細胞
をマヒさせるのです。

脳はいちご大福 !?

　わかりやすいように、人間の脳の構造を「いちご大福」にたとえてみましょう。

　外側の「お餅」の部分にあたるのが、大脳新皮質といって、理性をつかさどっている部分です。中の「あんこ」にあたるのは大脳辺縁系で、本能や感情をつか

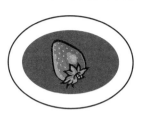

さどっています。真ん中にある「いちご」は脳幹など生命をつかさどっている部分です。

　脳のマヒは、外側のお餅の部分から進んでいきます。この、理性が軽くマヒした「ほろ酔い」のときに、飲酒運転は起きやすいのです。

　さらに酔うと、あんこの部分がマヒし始め、「酩酊」「泥酔」など深い酔いへ進んでいきます。

　いちごの部分までマヒすると、生命の危険がある「昏睡状態」になり、最後は「死」にいたります。短時間に大量のアルコールを摂取する「イッキ飲み」がどれほど危険かわかっていただけますか？

ほろ酔い ➡ 酩 酊 ➡ 泥 酔 ➡ 昏 睡 ➡ 死

　さて、ここで飲酒運転と関係が深い「ほろ酔い」と「酩酊」について、さらに詳しく説明しましょう。

酔いの段階＜ほろ酔い＞

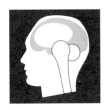

　　　　理性の脳である大脳新皮質にマヒが進んでいる状態です。理性が軽くマヒしているのですから、気が大きくなります。「自分は大丈夫」「まだ酔っていない」と思い込み飲酒運転をしてしまうのは、たいていこの時期です。

　　　　しかし実際には、お酒に強い弱いにかかわらず、脳のマヒによる運転機能の低下が起きているのです。運転には、認知・判断・操作の3つの機能が必要ですが、アルコールは、そのすべての機能を低下させます。

　まず、影響が現われるのは、目の認知機能です。アルコールを摂取すると、動いているものをとらえる「動体視力」が低下し、「視野が狭くなる」ことは、よく知られています。このため、路上の標識や障害物を見落としたり、遠近感がわからなくなって、車間距離の判断を誤るといったことが発生します。

　動体視力は微量のアルコールでも影響を受けます。アルコール分1％のドリンク剤を1本飲んだだけで、15％も動体視力が落ちたという調査結果が報告されています。

動体視力の経時的変化（ドリンク剤飲用）

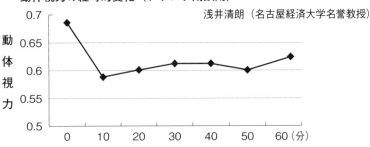

浅井清朗（名古屋経済大学名誉教授）

反応時間や運動機能の低下も重大な問題です。ブレーキやハンドルといった基本操作が遅れるので、追突事故の危険性が飛躍的に高まります。また、ブレーキとアクセルを踏み間違えるなどということも起きます。

　注意力・集中力・判断力といった、安全走行に不可欠な能力も低下します。一時停止を怠ったり、信号を無視したり。とっさの時の判断ミスが大事故につながります。

　理性や自制心も低下するので、スピード超過や、運転が乱暴になる傾向があります。しかもそれが危険だと気づかず、かえって運転が上手くなったと錯覚したりするのです。

酔いの段階＜酩酊＞

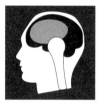

　大脳新皮質のマヒがいっそう進み、本能や感情をつかさどる大脳辺縁系や、運動をつかさどる小脳にもマヒが進行します。いわゆる「酔っぱらい」の状態です。

　舌がもつれ、感情の起伏が激しくなって怒りやすくなり、歩けば千鳥足になります。ところかまわず寝てしまうのも、この時期。車の運転などもってのほかの状態です。

　平衡感覚が衰えているので、蛇行運転になります。「センターラインをはみ出し正面衝突」などという大事故が起きるのはこのためです。

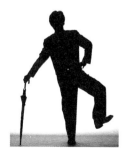

　居眠りが頻発します。「前の車にぶつかり、事故のショックで目が覚める」というような恐ろしい事態になってしまいます。

飲酒運転による事故

飲酒運転によって、このような事故が起きています。

・センターラインをはみ出し、対向車と正面衝突！
・縁石に乗り上げ、道路脇のガードパイプに衝突！
・交差点付近に止まっていた車に追突！
・歩道に乗り上げ、歩行者を次々はねる！
・急発進し、コンビニの出入り口に突入！
・赤信号で交差点に進入、出合い頭に衝突！
・道路脇の電柱に衝突！　信号機に衝突！
・25キロ上回るスピードで運転し、激突！
・側溝に脱輪し、民家の壁に衝突！
・前の車を追い抜こうとして、反対車線のフェンスに激突！
・駐車場で、ブレーキとアクセルを踏み間違えて急発進！
・直角カーブを曲がりきれず正面衝突！
・高速道路を逆走！

　飲酒運転は、「マヒした脳」が「鉄の塊」を乗り回すということ。
　前夜のお酒が残っている状態でも、同じことです。
「自分は大丈夫」「まだ酔っていない」と思っているのは、「アルコールでマヒした脳」だということを、忘れないでください。

講座3

「寝酒の落とし穴」と「節酒のコツ」

寝酒の落とし穴

「神経が高ぶってなかなか寝つけない」

「まだ眠くないのだけれど、明日は早いから」

　そんな時、てっとり早く眠ろうと、アルコールに手を伸ばすことがありませんか？

　日本人のおよそ3人に1人が「不眠解消にアルコールを飲む」というデータがあります。その割合は世界の主要国の中でトップ。多くの日本人が寝酒をしていることがうかがえます。

　寝酒の習慣は、プロドライバーなど不規則勤務の人に多く見られます。寝つけない時や、仮眠の前に「ちょっと1杯」とアルコールに頼り、それが習慣化してしまうのです。

　寝酒をしている意識はなくても、日々、3単位（6ドリンク）以上飲んでいれば、睡眠中、体内にずっとアルコールがあることになります。こうなると、自然な睡眠ではなく、アルコールで脳をマヒさせて寝ている状態で、目覚めた時も、まだアルコールが抜けていないのが日常になります。

　習慣的な寝酒は、私たちが本来持っている自然な睡眠パターンを壊し、体にさまざまな害を与えるだけでなく、アルコール依存症の引き金にもなりかねません。

　気軽な気持ちで寝酒を習慣にしている人は、その危険性について、ぜひ知っていただきたいのです。

本来の眠りのパターンが壊れる

　アルコールは脳の働きを抑えるので、飲むと確かに眠くなります。しかし、アルコールによる睡眠は、正常な眠りではありません。寝酒には大きな落とし穴があるのです。

　その１つが、「本来の眠りのパターンを壊してしまう」ことです。

　人間の本来の眠りには、脳と体の両方を休めるノンレム睡眠と、体だけ休ませて脳は活動しているレム睡眠の２種類があります。

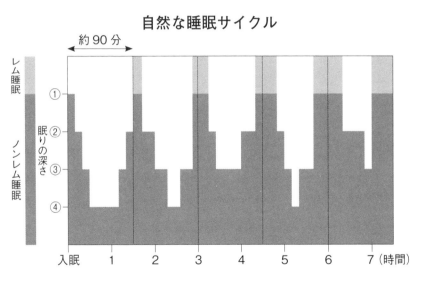

自然な睡眠サイクル

　ノンレム睡眠は、うとうと（①）、すやすや（②）、ぐうぐう（③）、ぐっすり（④）と段階的に深まって行きます。ノンレム睡眠の役割は脳と体の両方を休息させること。「ぐっすり」の深い眠りの中では、人体成長ホルモンが放出されているといわれています。

これが、筋肉や骨の成長や維持、胃腸や肌の修復をうながしています。

　一方レム睡眠では、脳は活発に働き、一時的な記憶を長期記憶に固定させたり、整理して消去したりしているといわれています。

　この２つの眠りを周期的に繰り返すことで、心身の健康が保たれているのです。

　ところがアルコールによる眠りは、まずレム睡眠を減少させます。そのうえ、寝酒を習慣的に続けていくうちに、だんだんに深いノンレム睡眠が減って、浅い眠りが増えていきます。また、アルコールが切れると眠りが中断され、途中で目覚めてしまいます。

　つまり、アルコールは睡眠の質を著しく落とすのです。

体にも大きな負担がある

　２番目の落とし穴は、「体に大きな負担がかかる」ことです。

　眠っていても、その間、肝臓はずっとアルコールを分解し続けなければならず、大きな負担を強いることになります。肝臓はがんばり屋の臓器で、相当悪化して初めて自覚症状が出るので、注意が必要です。

　体への負担は他にもあります。３単位（６ドリンク）飲んでいる人は、飲まない人に比べ、重度の睡眠時無呼吸になるリスクが３倍になるのです。アルコールの影響で、寝ている間に鼻づまりや気道の圧迫が起き、それが引き金になるといわれています。睡眠時無呼吸は日中の居眠り運転だけでなく、生活習慣病の原因にもなります。

飲まないと眠れなくなる

　寝酒の落とし穴の３つ目は、「アルコール依存症への直線コース」だということです。

　寝酒を続けていると、脳がアルコールになれてしまい、しだいに同じ量では眠れなくなります。そのため、量を増やす。度数の強いお酒に切り替える。あるいは途中で目覚め、眠るためにもう１杯飲む、ということが起きます。このような悪循環を繰り返した結果、気づかないうちに、アルコール依存が進行していきます。「飲まないと寝られない」というのは、もうアルコールへの依存が始まっている兆候なのです。

寝酒からアルコール依存症に
ある運転手の手記

　早番のときは、朝４時半に起きなければならない。「もう９時だ、寝なければ。でも寝つけない」……当然のように酒をひっかけて眠った。しかし、睡眠薬がわりに酒を飲んで眠ると、夜中に目が覚めてしまうことがよく起きた。しかたがないので、もう１杯酒をひっかけて寝る。酒量が増え、日本酒の中でも度の強いものを好むようになった。

　翌朝、酒が残っているのが自分でもわかったから、周囲に気取られないようにするのに必死だった。

アルコールに頼らない、安眠のためのアドバイス

寝酒の危険性、わかっていただけましたか？

では、それを避けるためにどんな生活が望ましいのでしょう？

環境・体・メンタルの3つの方向から考えてみましょう。

【1】「環境」を整える

・日中に仮眠をとる場合は、光と音を遮断します。カーテンを引いたり、耳栓やアイマスクなどを活用しましょう。

・寝室にスマートフォンを持ち込まないようにします。

・肌触りのよい寝具にしたり、抱き枕も試してみましょう。

・静かな音楽を聴いてリラックスします。波の音やせせらぎなどの単調な音の繰り返しも、眠気をうながします。

【2】「体」を整える

・寝る前にコーヒーやお茶は厳禁。含まれているカフェインに覚醒作用や利尿作用があるからです。飲み物は常温の水がおすすめ。

・食事は寝る3時間前までにとるのが理想。無理なときは、刺激物や脂っこいものは避けましょう。

・軽い運動をする。血液の循環がよくなって手足の温度が上がり、眠気が起きやすくなります。ウォーキング、犬の散歩、軽い体操、水泳、子どもと遊ぶなどして体を動かしましょう。

・ぬるめの入浴も、血液の循環がよくなるので、おすすめの安眠法です。

【3】「メンタル」を整える

・腹式呼吸で心を鎮めます。ゆっくり深く息を吐きましょう。

・眠りにつく前に「明日はこんな日にしよう」と、いい気分で目覚める自分をイメージするのも効果的。

・寝つけないほど気になることがあれば、信頼できる誰かに聞いてもらうのもよい方法です。ストレスを溜めないことが、安眠にはとても大切なのです。

節酒のコツ、生活の工夫

　アルコールチェッカーの導入がさまざまな職場で進められています。毎日、乗務前に厳しいチェックを受けるプロのドライバーは、どのようにして、飲みすぎを防いでいるのでしょうか？

　ＡＳＫでは、これまで運輸会社などで、プロドライバー向けの節酒講座「セルフケアスクール」を実施してきました。ドライバーたちが実際にやってみて「効果があった」というのは、こんな生活の工夫です。あなたも試してみませんか？

・飲む量をきっちり、１単位（２ドリンク）に限定する
・家に買い置きをせず、その日に飲む分だけ買う
・ビールは、飲む分しか冷やさない
・食事の時はまずご飯。ご飯でお腹をいっぱいにすると、それほど飲めない
・風呂上がりにはついビールを飲みたくなるので、冷たい麦茶や炭酸飲料などを用意しておく
・時間がないとき、体調が悪いときは飲まない
・飲めないときは炭酸水で代替えする
・飲酒以外の、別の楽しみを見つける
・休日を有意義にすごす計画を立てる

「休日を有意義にすごす計画を立てる」について、なぜそれが大切なのか、お話ししておきます。というのは、仕事があるからと普段がまんしている分、休日前夜にドカ飲みしてしまう人が少なくないためです。これではせっかくの休日は二日酔い、車で出か

けようものなら残り酒で飲酒運転になってしまいます。

　そこで、しっかりとした休日計画を立てるのです。たとえば、家族で行楽に出かける。釣りや庭いじり、ウォーキングや山歩き、スポーツや趣味のサークル。お酒以外の楽しみが増えれば、生活もグンと充実しますし、確かな休日計画があれば、「明日があるから」と、飲酒のブレーキも効きやすくなります。

　節酒を始めて数ヵ月後には、「目覚めがすっきり」「体調がいい」「家族が喜ぶ」「家計にゆとりができた」など、多くの人がその効果を実感します。飲酒運転防止をきっかけに始めた節酒が、生活全体によい影響を与えるのです。

γ（ガンマ）ＧＴＰが高いあなたへ

●健診のデータにかならずあるガンマＧＴＰは、肝臓のくたびれ具合や障害を示す指標。お酒の飲みすぎや肥満によって数値が上がります。正常値は男性で50以下、女性で32以下。もし100以上なら赤信号です。

●正常値に戻るまでお酒をやめましょう。お酒の飲み過ぎでガンマＧＴＰが100あった場合、正常値まで下がるのにおよそ１ヵ月かかります（ガンマＧＴＰは２週間毎に前値の約半分の値に下がります）。数値が正常化したら、飲むとしても１日１単位以内を守り、約半年毎に定期健診を受けましょう。お酒をやめても下がらない場合は肥満による脂肪肝が考えられますので、食事や運動により体重を減らしてください。

●100以下を維持できないときは、「断酒」をお勧めします。飲酒のコントロールができなくなっているためです。

講座4

「アルコール依存症」の予防と早期発見

「依存性薬物」としてのアルコール

習慣的に飲酒している人たちの中には、アルコール依存症の一歩手前にいる人がたくさんいます。いわゆる予備群です。

アルコール依存症に突き進まないよう、Uターンするためにはどうすればいいのか？ アルコール依存症とは、そもそもどんな病気なのか？ しっかり学ぶことが大切です。

アルコールには「依存性薬物」という一面があります。依存性薬物の共通点は、脳の中枢神経に作用して、多幸感・陶酔感・苦痛の軽減などの作用をもたらすことです。

その快感をまた味わいたいという気持ちが高まって、繰り返しその薬物を求めるようになる。それが「精神依存」。

しだいに量が増える。これが「耐性形成」。

そして体内から消える時に不快な離脱（禁断）症状が現われるようになる。これが、「身体依存」です。

「依存性」という意味では、アルコールは麻薬と同じです。たとえば、代表的な麻薬であるヘロインとアルコールを比べてみると、アルコールは合法でありながら、依存性はかなり強いことがわかります。

薬物の種類	精神依存	耐性形成	身体依存
アルコール	●●	●●	●●
ヘロイン	●●●	●●●	●●●

依存症になりやすい飲み方

　ちょっと下の項目を見てください。もしあなたがアルコール依存症になりたいのならば、どうぞこうやって飲んでくださいというリストです。思い当たるものにチェックしてみましょう。

□ 10 代の頃から飲み始める

□ 毎日（習慣的に）飲む

□ 多量（3単位（6ドリンク）以上）に飲む

□ 眠るために飲む（寝酒）

□ いやなことを忘れるために飲む（ストレス解消）

□ 一人で飲む

□ 長時間だらだら飲む

□ 朝から飲む、昼間から飲む

□ 急ピッチで飲む

□ 食べないで飲む

□ 二日酔いの朝、迎え酒をする

□ 睡眠薬・鎮痛剤と一緒に飲む

　いくつか思い当たって、ドキッとしている方もいるのではないですか？　依存症になりたくないのであれば、こういう飲み方はしないこと。アルコールには「依存性」があることを忘れないでください。体質的にお酒に強く、うちは大酒飲みの家系だという人は、とくに注意が必要です。

アルコール依存症の進行プロセス

アルコール依存症は、初めて飲んだその日になるわけではありません。習慣飲酒を続けるうちに、自分では気づかずに進行していく病気です。早く兆候に気がつけば、Uターンすることもできますし、すでに依存症になっていたとしても、発見が早いほど回復が楽です。

通常の飲酒が依存症へと進行するプロセスを追ってみましょう。自分はどの段階にいるか、考えながら読んでみてください。

●飲酒が習慣になる

年に1回あるいは月に1、2回お酒を飲むという人は、アルコール依存症になることはありません。その意味では、習慣的に飲酒するというのが、依存症への出発点といっていいでしょう。飲酒する機会が増えると、徐々に量が増えていきます。いわゆる「酒に強くなる」現象です。

●依存症との境界線＜精神依存の形成＞

ほとんど毎日飲むようになります。食事にしろ、人とのつきあいにしろ、自宅でのくつろぎの時間にしろ、アルコール抜きでは物足りなく感じます。精神依存の形成です。また、ほろ酔いでは飲んだ気がしないため、つい深酒をし、二日酔いや、飲んだときのことが思い出せないブラックアウトが起きたりします。この段階は、依存症との境界線で、瀬戸際のラインといえます。この段階の人は、飲酒習慣を変えなければ依存症はすぐそこです。

●依存症の初期＜身体依存の形成＞

　アルコール依存症の初期段階に入ると、お酒が切れてきたとき
に、汗をかいたり、微熱・悪寒・不眠などの症状が現われるよう
になります。身体依存が形成された証拠ですが、この段階では風
邪ぐらいに思い、気づかないことが多いです。「寝汗をよくかく」
という酒飲みは要注意です。

　飲酒による問題が出てくるのも特徴です。二日酔いによる遅刻
やポカ休、酒気帯び、飲みすぎによる肝機能障害や高血圧などで
す。家族が心配して酒を控えるように注意するようになり、自分
でも飲みすぎの自覚はあるので、健康診断では酒量を少なめに申
告したりします。

　節酒を試みるのですが、長続きしません。本人に自覚がなくて
も、すでに依存症による「コントロール障害」に陥っているから
です。依存症の回復のためには「断酒」が基本です。ずるずる飲
んでいると、病気は進行します。

●依存症の中期＜トラブルが表面化＞

　アルコール依存症の中期に入ると、職場や家庭で飲酒によるト
ラブルが表面化します。

　飲むために「うそ」をついたり、「隠れ飲み」したり、手の震
えや不安をおさえようと「迎え酒」をしたり。この段階になると、
本人も「自分は依存症かもしれない」と思っていますが、なんと
かコントロールして飲もうと必死です。

　後ろめたさから、指摘されると攻撃的になることもあります。
でも観念して「断酒」しなければ人生が破たんします。

●依存症の後期＜人生の破たん＞

そして、依存症の後期、最終章に入ります。

人と飲むより一人で飲むことが多くなり、酒が切れると苦しいので、それを抑えるためにアルコールが必需品になります。酔って寝て、起きてまた飲むという連続飲酒が現われます。社会生活が困難となり、家族や仕事、健康を失って、最後は死に至ります。

依存症後期であっても、専門的なサポートを受けて酒を断ち、回復することは可能です。

依存症の自己チェック（CAGE）

簡単なスクリーニングテストを、やってみましょう。

4つの質問のうち、あてはまるものにチェックしてください。

□あなたは今までに、**酒量を減らさなければならないと**思ったことがありますか？

□あなたは今までに、**飲酒を批判されて、腹が立ったり苛**立ったことがありますか？

□あなたは今までに、**飲酒に後ろめたさを感じた**ことがありますか？

□あなたは今までに、**朝酒や迎え酒を飲んだ**ことがありますか？

2項目以上当てはまると、アルコール依存症の疑いがあります。専門機関に相談してください。

「依存症の疑いなんて大げさな、このぐらいの酒飲みは周囲にいくらでもいる」と思った方、この図を見てください。厚生労働省研究班の調査（2009）によると、2項目以上当てはまった人は、先端の黒の部分。成人男性の5.6％、女性の1.4％です。あなたはこのピラミッドのどこにいますか？　もちろん、あてはまる項目が多いほど、依存症の可能性は高まります。

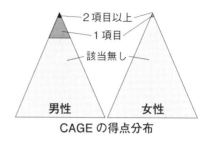

CAGE の得点分布

依存症からの回復

　依存症の治療は、「断酒」をベースに行なわれます。というのは、「アルコール依存症」とは、つまり「飲酒のコントロール障害」だからです。そのため、節酒しようとしてもうまくいかず、かえって病気を進行させる結果になってしまいます。完全に「断酒」するほうがかえって楽なのです。ただし、一人で断酒を続けるのは困難。専門的な治療や自助グループが欠かせません。以下に相談先をあげておきます。

＜各都道府県の精神保健福祉センター、保健所＞
（電話での無料相談や面接。家族の相談も受けつけています）
＜ ASK 電話ガイド＞ 03-3249-2552 （相談治療機関の紹介）
＜自助グループ＞
　○断酒会（本人と家族）　03-3863-1600
　○ AA（本人）　03-3590-5377
　○アラノン（家族と友人）03-5483-3313

節酒・断酒の実践プラン

飲酒習慣を変えなければと感じた方は、プランを立てましょう。
（依存症の可能性があると思った方は、断酒を選択してください）

【1】私の原点（飲酒習慣を変える理由）

例：検知に反応しないため／健康のため／家族と生活を守るため／プロドライバーの誇り、など

【2】私の宣言（飲酒に関する目標）

□ 節酒　1日（　　）単位／ドリンク　　週休（　　）日
□一時的な禁酒　　□断酒

【3】そのための「生活上の工夫」

1
2
3

例：22〜24ページを参考にして書き入れましょう

【4】協力者・支援者

例：家族・友人・仲間・上司・飲酒運転防止インストラクターなどの名前を

【5】サイン（自分の署名）と今日の日付

	年　　月　　日

P.34〜36ページの節酒・断酒の実践記録をつけましょう

日々の記録は目標達成の励みになり、飲みすぎ状況もつかめます。

記入のしかた

❶まず、冒頭に自分の飲酒に関する目標を書き入れます
＜記入例＞

私の目標	1日1単位・週休2日

❷日々の飲酒記録をつけます
＜記入例＞

1週間目	飲酒単位	目標達成	状　況
9月8日（水）	3	×	仕事上のつきあい
9月9日（木）	0	◎	
9月10日（金）	1	○	

＜目標達成欄の書き方＞◎飲まなかった　○目標達成　×飲みすぎ
＜状況欄＞目標を達成できなかったときは、飲みすぎた状況を書き入れます。自分にとっての「危険な状況」を見つけましょう。

※つい飲みすぎてしまう「危険な状況」の例
結婚式・法事・正月などの行事／仲間との飲み／仕事上のつきあい／歓送迎会／休日前／旅行／うれしいとき／つらいとき／眠れないときなど

❸努力の成果を支援者に見せ、サインをもらいます

6週間後、すばらしい成果を確認しましょう！
（体調・健診データ／家族関係／趣味や楽しみ／金銭的ゆとりなど）
節酒・断酒がうまくいかない場合は、31ページの専門機関に相談を。

私の目標

1週間目	飲酒単位	目標達成	状　況
月　　日（　）			
月　　日（　）			
月　　日（　）			
月　　日（　）			
月　　日（　）			
月　　日（　）			
月　　日（　）			

支援者サイン

2週間目	飲酒単位	目標達成	状　況
月　　日（　）			
月　　日（　）			
月　　日（　）			
月　　日（　）			
月　　日（　）			
月　　日（　）			
月　　日（　）			

支援者サイン

3週間目	飲酒単位	目標達成	状　況
月　　日（　）			
月　　日（　）			
月　　日（　）			
月　　日（　）			
月　　日（　）			
月　　日（　）			
月　　日（　）			

支援者サイン ＿＿＿＿＿＿＿＿＿＿＿＿＿＿＿＿＿＿

4週間目	飲酒単位	目標達成	状　況
月　　日（　）			
月　　日（　）			
月　　日（　）			
月　　日（　）			
月　　日（　）			
月　　日（　）			
月　　日（　）			

支援者サイン ＿＿＿＿＿＿＿＿＿＿＿＿＿＿＿＿＿＿

5週間目	飲酒単位	目標達成	状　況
月　　日（　）			
月　　日（　）			
月　　日（　）			
月　　日（　）			
月　　日（　）			
月　　日（　）			
月　　日（　）			

支援者サイン _____

6週間目	飲酒単位	目標達成	状　況
月　　日（　）			
月　　日（　）			
月　　日（　）			
月　　日（　）			
月　　日（　）			
月　　日（　）			
月　　日（　）			

支援者サイン _____